Te 56
 67

OPUSCULE CHIRURGICAL

PAR

Le Docteur V. de VILLEPIN,

Ancien Interne en médecine et en chirurgie des hôpitaux de Paris,
Chirurgien des hospices civils et militaires de Compiègne,
Vice-Président de l'Association Médicale de l'Oise,
Médecin du bureau de bienfaisance, etc.

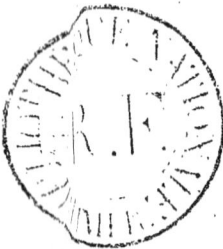

Nullius sectæ.
QUINT.

Avril 1850.

COMPIÈGNE

GRAUX, libraire, rue des Pâtissiers.

1850

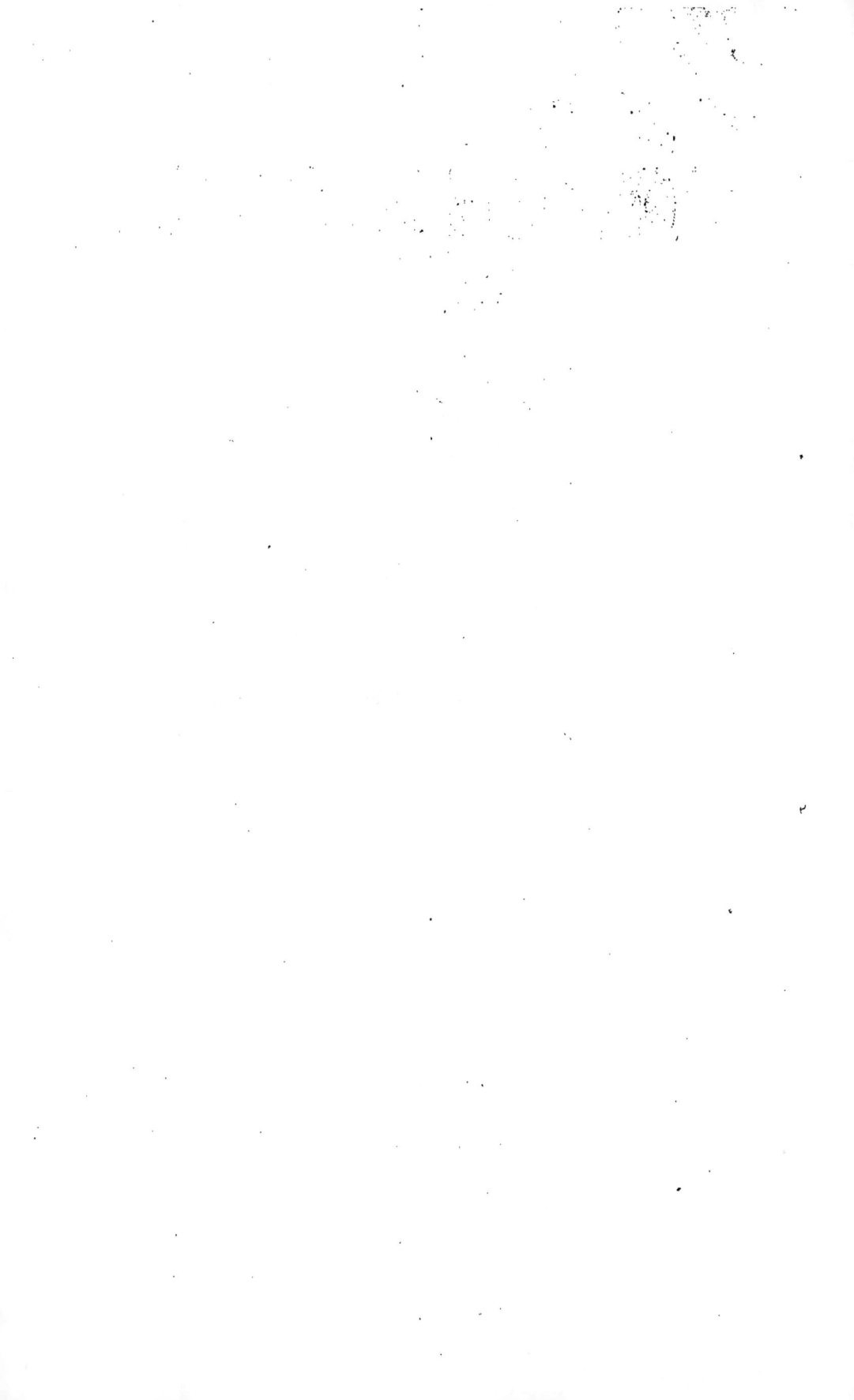

AVERTISSEMENT.

Dans le courant de l'année 1849 , le bureau de l'Association Médicale de l'Oise, désigna l'un de mes confrères et moi pour faire un rapport écrit sur un mémoire manuscrit de M. DOUVILLÉ, médecin à La Neuville-en-Hez, intitulé : *Des Plaies d'Armes à Feu*. Par le fait, j'en restai seul chargé, et j'eus l'honneur d'en donner lecture à l'assemblée générale à Clermont, le 30 octobre dernier.

Mon rapport fut court et dépourvu d'intérêt , parceque le mémoire de M. DOUVILLÉ était plus didactique que pratique et dépourvu de faits. Il n'y avait pas d'utilité à le publier. Mais le voisinage du chemin de fer du Nord, m'ayant fourni récemment quelques exemples de blessures graves , au sujet desquelles les indications thérapeutiques sont toujours des problèmes difficiles à résoudre et parfois plus difficiles encore à remplir avec succès, j'ai cru pouvoir introduire dans mon rapport un certain nombre d'observations se rattachant presque toutes à la solution de questions controversées, et puisées spécialement dans mon service public, ce qui leur donne un cachet d'authenticité inattaquable.

J'espère être ainsi parvenu à rendre ce petit travail intéressant pour mes confrères de l'Association Médicale de l'Oise auxquels il est adressé, avec espoir d'indulgence,

Par leur tout dévoué collègue ,

A. DE VILLEPIN.

Compiègne, le 30 Avril 1850.

MESSIEURS ,

J'ai été chargé ainsi que mon collègue M. Stockly, de vous faire un rapport sur le mémoire de M. Douvillé. — Mon collègue, par des motifs indépendans de sa bonne volonté, n'a pu se livrer à l'examen de ce long et consciencieux travail, et j'en suis resté seul chargé.

Pressé par les devoirs de la pratique médicale et désireux pourtant de bien remplir ma tâche, j'ai consulté votre règlement pour en connaître l'étendue et j'y ai trouvé un article 3, ainsi conçu : « Le rapport ne devra signaler et faire connaître que les « faits scientifiques *nouveaux* exposés par l'auteur « dans son travail. »

J'ai dû rester dans les limites sagement tracées par le règlement, et je dois convenir que mon rapport s'est trouvé ainsi fort simplifié car le mémoire de M. Douvillé ne m'a point paru destiné à mettre en lumière des faits nouveaux, mais plutôt à constituer une monographie serrée et complète des plaies d'armes à feu.

Comment devons-nous comprendre cette expression de *faits nouveaux* posés comme limites au travail de vos rapporteurs. — J'ai pensé, Messieurs, qu'il ne s'agissait pas de faits ou d'observations à transcrire dans tous leurs détails, mais seulement des faits portant avec eux des indications nouvelles, ou devenus la base d'une nouvelle méthode ou d'un nouveau procédé opératoire susceptible de faire l'objet d'une discussion scientifique et d'entraîner l'approbation ou la désapprobation de l'assemblée. Or, je le répète, et à regret, je ne peux voir dans le travail de M. Douvillé, qu'un exposé méthodique et concentré en un seul article des faits et des doctrines éparses sur lesquels repose aujourd'hui l'étude théorique et pratique des plaies d'armes à feu. Permettez-moi cependant de parcourir avec vous ce mémoire et de vous signaler les passages qui m'ont paru devoir attirer surtout votre attention.

M. Douvillé accepte l'opinion basée sur la théorie, *que l'orifice d'entrée est toujours plus régulière et plus petite que l'orifice de sortie des projectiles.* Ce principe généralement vrai a été souvent mis en défaut par les faits et assez souvent pour qu'il en soit toujours tenu compte, — l'égalité des orifices, l'existence d'un orifice de sortie plus petit et plus régulier que l'orifice d'entrée, l'irrégularité des deux orifices ont été constatés et ces variétés nombreuses ont été le sujet de travaux spéciaux dans ces dernières années.

J'en ai constaté plusieurs pour ma part et j'insiste sur la nécessité de ne plus admettre le principe général accepté par M. Douvillé en raison de ses conséquences, non-seulement dans la pratique chirurgicale, mais aussi et surtout dans les expertises médico-légales.

Figurez-vous, en effet, le cas d'un cadavre trouvé dans un champ, et présentant deux orifices irréguliers en avant et en arrière du cou, l'orifice antérieur plus étroit (je démontrai que ce n'était pas celui d'entrée) et tous deux irréguliers, le cadavre gelé et en supination sous quatres fagots distraits d'un tas voisin. — Eh bien ! voilà l'un des faits que j'ai eu a constater, — je passe outre sur les autres détails, — l'instruction judiciaire prouva clairement qu'il y avait eu assassinat et non suicide, mais le coupable n'est pas encore trouvé. — Mon rapport concluait dans le même sens. — Il s'agissait d'un braconnier des environs de Rollot, trouvé mort à deux kilomètres de son habitation, au mois de décembre 1847.

M. Douvillé relate avec soin les déviations étonnantes que peut subir un projectile, selon la position du blessé, la flexibilité des tissus frappés, etc. Je veux noter à cette occasion deux faits dont je fus témoin presqu'au début de mes études, vers 1834 :

Premier Fait. — Un étudiant, reçut en duel une balle au sommet du temporal droit ; celle-ci, décollant le cuir chevelu, vint se placer au devant du temporal gauche, en cheminant sur tout le sommet de la tête. — Elle fut extraite par une simple incision, et le blessé en fut quitte pour quelques symptômes d'hémiplegie qui se dissipèrent en quelques semaines ;

Deuxième Fait. — L'un de mes meilleurs camades, M. Roudier, étudiant en droit, reçut en duel une balle sur la première fausse côte droite, — le projectile suivant l'arc osseux sans le briser, rencontre le corps d'une vertèbre, le traverse de part en part, en coupant la moelle épinière, suit l'espace sous-cutané de la fausse côte correspondante et s'arrête à quelques pouces au-delà de la colonne vertébrale, — Lisfranc put l'extraire facilement, mais il ne sauva pas cette victime d'une discussion politique qui s'éteignit le quatorzième jour, — la vertèbre fut extraite et mon doigt indicateur passait facilement à travers la solution de continuité.

A propos des hémorrhagies, le savant auteur du mémoire s'exprime ainsi : « D'autres fois l'hémor-

« rhagie n'a lieu que quand le pus qui, sans cesse,
« baigne la plaie, emporte avec lui les tuniques ar-
« térielles qui se sont trouvées contusionnées et
« broyées. Si alors l'adhérence des parois ne se
« prolonge pas assez loin et ne présente qu'une mé-
« diocre solidité ; si encore des mouvements intem-
« pestifs minent cette union, le tube vasculaire
« s'ouvre et donne lieu à un péril presque toujours
« imminent. »

Tels sont bien les faits et l'origine de nombreux insuccès ; j'en prendrai l'occasion de vous soumettre un cas difficile, dans lequel j'eus le bonheur de conserver mon malade.

Première Observation.— Un cultivateur de Chevincourt, village situé à quinze kilomètres de Compiègne, me fit appeler la nuit,—il était tombé sur le tranchant d'une faulx. L'artère faciale fut tranchée complètement à son origine faciale, au devant de l'oreille, l'hémorrhagie fort abondante, fut arrêtée à l'aide du tamponnement par un médecin qui ne jugea pas à propos d'appliquer une ligature, je ne sais pour quel motif. J'étais mandé le *troisième jour*, parceque l'hémorrhagie s'était reproduite sous l'influence *apparente* de mouvements intempestifs. Je voulus appliquer une ligature sur le bout de l'artère sortant du crâne, (le bout facial ou terminal ne donnait pas de sang) ; mais la plaie était large et

béante, son bord inférieur était pendant ; aucune
réunion n'avait été tentée et la plaie avait été simplement bourrée de charpie , de sorte qu'arrivant
au troisième jour, je trouvai la suppuration bien
établie et si bien que les parois artérielles baignées
de pus, et de plus ramollies par l'inflammation sup-
purative qui préside à la réunion par deuxième intention , ne me permirent plus d'appliquer une
ligature, — deux fois je plaçai un fil et deux fois,
en quelques secondes , le vaisseau fut coupé et l'é-
morrhagie reprit son cours. — L'artère, protégée
par son canal osseux, n'était plus saisissable et je
n'avais plus que la compression à mon service. —
Je l'employai, comptant sur le développement des
bourgeons charnus , pour oblitérer et la plaie du
vaisseau et la plaie toute entière. Une dernière
crainte me restait c'était de voir le malade s'éteindre
par le fait de la déperdition continue de son sang ,
que la compression ne pût empêcher tout-à-fait.
Vous savez en effet, Messieurs, qu'après une ou plusieurs hémorrhagies abondantes, le sang, dépouillé
de sa fibrine , devient presqu'entièrement séreux
et que l'écoulement est alors presque incoercible ;
mon client en était là et ajoutez à cela que le vaisseau
adhérent par sa tunique externe au canal osseux
restait béant. — Aussi j'estime que le sang a coulé
par une filtration insensible et continue, sans for-

mation suffisante de caillot jusqu'à l'oblitération de l'orifice par le fait du travail réparateur des plaies que vous connaissez. Je n'ai pas besoin d'insister sur la longueur de la convalescence et sur l'indication du traitement général qui fut aussitôt mis en œuvre.

Quelles déductions pratiques tirerons-nous de ce fait : Une artère est coupée, si près de son canal *osseux* que la ligature n'est pas possible ou parce que ses parois ont perdu toute résistance ; que ferez-vous ? la torsion ? mais votre pince ne saisira que des lambeaux et reculera la lésion, au risque de rendre l'hémorrhagie interne et vous perdrez le bénéfice de la compression. — La cautérisation ? elle ajoutera sans profit, une lésion des os à la lésion artérielle. — L'introduction d'un cône de cire ou d'amadou ou de bois serait *peut-être* un moyen plus utile dans ce cas particulier, la compression favorisée par le voisinage des os lui venant en aide.

M. Douvillé, après avoir longuement énuméré les causes de la gangrène humide ou pourriture d'hôpital, ajoute : « Qu'on est forcé d'admettre une pré- « disposition particulière indépendante de toutes ces « causes, tenant soit à la nature même de la plaie, « soit à la manière d'agir de la cause vulnérante. » — Ne pourrait-on pas ranger parmi les prédisposi- tions à cette grave complication, l'âge avancé des

malades, ses habitudes d'ivrognerie, l'étendue de
la surface en suppuration , la longueur du travail
réparateur, un chagrin profond, toutes causes d'é-
puisement qni m'ont paru oubliées. — Ne faut-il
pas encore attribuer, dans certains cas, le développement de la pourriture d'hôpital, à l'invasion de
certaines affections médicales telles qu'un érysipèle,
une diarrhée , la petite vérole , etc.

A propos des désordres produits dans les parties
molles par les fractures comminutives, l'auteur rapporte le fait suivant, qui me parait soulever plusieurs
questions de haute pratique :« Un charpentier, tom-
« bant du haut d'un moulin à vent , s'était fracturé
« la jambe droite à la partie moyenne, le bout su-
« périeur s'était fait jour au dehors ; l'inférieur
« profondément enfoncé dans l'épaisseur du mollet
« y avait produit une dilacération considérable.
« Quelques jours après cette chûte, le tibia se trou-
« vait dénudé dans une étendue de cinq à six cen-
« timètres et cette extrémité fut frappée de nécrose.
« La suppuration était considérable et le pus fusait
« entre l'os et les divers plans musculaires. Les pan-
« semens n'ayant eu lieu dans les premiers temps
« qu'une seule fois le jour, des larves d'insectes
« envahirent la plaie, (c'était en juin), des soins
« plus multipliés et l'eau-de-vie camphrée en triom-
« phèrent facilement. Le vingt-neuvième jour sur-

« vint une hémorrhagie fournie par une des bran-
« ches de la tibiale postérieure que la compression
« arrêta. Une esquille fut enlevée le même jour.
« Tout porte à penser que ce fragment osseux exer-
« çait sur cette branche artérielle une pression qui
« en avait déterminé l'érosion. La blessure était
« tellement grave qu'il était impossible de maintenir
« les membres dans une immobilité complète. L'ap-
« pareil ne pouvant être compressif qu'en exposant
« le blessé à de graves accidens. Dans la suite de
« ce long traitement, plusieurs esquilles tertiaires
« furent encore extraites et la guérison suivie de
« claudication ne fut parfaite qu'un an après l'ac-
« cident. »

Pouquoi cette fracture ne fut-elle pas réduite ?
si elle était irréductible, pourquoi la portion saillante
du tibia ne fut-elle pas resequée ? les avantages des
resections partielles sont aujourd'hui démontrées ;
l'étranglement et la contusion des parties molles
cessaient et la plaie compliquée était ramenée à
l'état de plaie simple. Il n'y a pas eu de ligature
appliquée sur le rameau artériel, — les difficultés de
la faire, étaient grandes sans doute, mais l'observa-
teur a éprouvé aussi l'impossibilité de maintenir les
fragmens immobiles à l'aide d'une compression
suffisante. N'est-il pas permis de penser que la resection aurait encore eu l'avantage d'éviter l'érosion

du vaisseau et de permettre l'emploi d'un appareil
inamovible ? Quand au développement des larves,
je crois que ce n'est pas tant par la multiplication
des pansemens qu'on les prévient que par la méthode suivant laquelle on les fait. Je suis convaincu,
par une expérience de tous les jours, que les pansemens rares doivent être préférés et que par
une expérience de tous les jours, le pus mis à
l'abri du contact de l'air conserve longtemps ses
qualités normales et ne nuit en rien aux plaies
qu'il baigne ; voici d'ailleurs, la méthode de pansement que j'emploie dans les cas de plaies contuses
dont il est exclusivement question, en ce moment :

La plaie étant mise à nue, je pratique une large
injection avec un liquide excitant convenablement
étendu d'eau, soit un mélange d'eau végéto-minérale, soit du chlorure de Labarraque, soit même
du vin de quinquina. Puis à l'aide d'une pince et de
ciseaux, j'enlève chaque fois, la plus grande quantité possible de tissus mortifiés ; ensuite je bourre
toutes les anfractuosités de la plaie et les surfaces
les plus malades avec des plumasseaux de charpie
imbibée du mélange suivant : Eau-de-vie camphrée
soixante grammes, poudre de quinquina rouge dix
grammes, camphre en poudre cinq grammes, — un
linge fenestré enduit de cérat ou de styrax est appliqué pardessus les plumasseaux et le pansement

est terminé avec de la charpie sèche, des compresses, etc. Je n'ai pas la prétention de faire ainsi
du nouveau; c'est au contraire de la chirurgie vieille
de plusieurs siècles et que les exagérations toutes
modernes de la doctrine antiphlogistique ou physio-
logique ont trop mis en oubli. — Il va sans dire, que
la méthode est modifiée suivant l'animation de la
plaie, et suivant diverses circonstances qui ne doivent point trouver leur place ici.

Permettez-moi, Messieurs, de ne point quitter
ce chapitre sans vous soumettre un cas malheureux
de resection dont les conséquences pouvaient être
des plus nuisibles à la carrière de votre rapporteur.

DEUXIÈME OBSERVATION. — *Fracture comminutive.* —
Résection. — *Mort.*

Je fus mandé le jour de Noël 1847, auprès de la
femme de Jean-Baptiste Leu, à Ressons-sur-le-
Matz. Un arbre abattu par son mari, trois semaines
auparavant, rencontra dans sa chûte, la jambe gauche de la femme Leu, et la brisa à trois ou quatre
centimètre au-dessus des malléoles. Le médecin du
pays donna les soins nécessaires et les insuccès le
déterminèrent à réclamer mon concours. — La
famille Leu, manquait de tout, le mari se grisait
tous les jours, la malade était enceinte de six mois
et déjà mère de cinq enfans vivans. Quand au mé-

decin, j'ai honte de le dire, aujourd'hui qu'il est mort, il était rarement à sec ; au moment de ses visites, de telle sorte que le pansement était mal fait, la réduction incomplète, et une portion de tégumens large comme la main toute entière d'un enfant de dix ans, était tombée en gangrène par suite d'une trop grande pression du bandage de Scultet, dans les premiers jours qui suivirent l'accident.

Je fus obligé de faire plusieurs incisions profondes, je réduisis complètement, j'appliquai un bandage de même nature, et je maintins le membre à l'aide d'attelles et d'une gouttière en fer-blanc fabriquée tout exprès ; enfin, le tout fut placé sur une planchette mobile, suivant la méthode de Mayor de Lausanne. La journée avait été rude et je serai compris de tous ceux d'entre vous qui pratiquent à la campagne ; j'avais lieu de compter sur une marche plus régulière de la maladie — mais j'avais trop présumé de mes aides et de la malade elle-même indocile, obtuse, souffrant de sa grossesse et d'un commencement d'escarre au sacrum. — Au premier pansement fait le quatrième jour, la réduction encore intacte, se disloque et l'on m'appelle à la hâte. — Je rétablis les choses comme lors de ma première visite, et au bout de cinq jours je suis requis de nouveau. Le fragment supérieur faisait saillie de deux centimètres à travers la plaie ; la malade accusait de

très-vives douleurs dans le siége de la fracture ; la
fièvre était intense, la langue sèche, la constipation
opiniâtre, etc., et pourtant les escarres, en tombant,
laissaient voir une plaie moins vaste et rutilante, la
compression allait être plus facile, les pansements
moins fréquents — mais l'état général devenait très
sérieux, et j'étais séparé de la malade par vingt-cinq
kilomètres — d'ailleurs les extrémités fracturées
étaient enflammées, et la solution de continuité datait de plus d'un mois sans qu'il y eut encore la
moindre trace de consolidation. J'étais muni d'un
flacon de chloroforme et d'une boîte à amputation ;
j'endormis la patiente et pratiquai la resection du
tibia et du péroné. — La femme Leu se réveilla sans
avoir souffert et se plaignant en termes touchants de
ne pas jouir plus longtemps du bonheur qu'elle venait d'éprouver. Mon départ n'eut lieu que deux
heures après environ, et la malade continuait à se
trouver plus calme et beaucoup moins souffrante.
Trente heures après l'opération, le tétanos, débutant
par le trismus, se déclarait et emportait la femme
Leu, avant que j'aie pu lui porter secours, c'est-à-
dire, en douze heures environ. Vous devez comprendre, Messieurs, à quelles pénibles réflexions je me
livrai tout d'abord et que ce ne fut pas trop d'une
nuit entière pour me raisonner et me convaincre que
le chloroforme était complètement étranger au

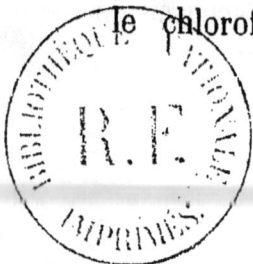

malheur qui venait d'arriver. Nulle part on n'a vu cet
agent produire des effets consécutifs, après que le
résultat primitif s'est épuisé sans accident ; partout
au contraire, où son emploi a été funeste ou nuisible, les accidents se sont produits instantanément,
et la nature essentiellement volatile de ce composé
chimique ne permet pas qu'il en soit autrement. Cependant, quelques ignorants ont murmuré contre la
drogue et contre celui qui l'employa, non par esprit
de curiosité ou d'expérimentation, mais parce que
l'état général de la malade indiquait plus que jamais
son emploi. Aussi, ne me reste-t-il qu'un regret,
celui de n'avoir pu l'employer de nouveau pour combattre ce terrible tétanos dont je savais qu'il avait
déjà eu raison.

M. Douvillé cite parmi les causes qui déterminent
cette complication, l'engagement des fragments osseux dans les parties fibreuses, un chagrin profond,
une exaltation extrême, une émotion morale vive
avant ou après la blessure ; un bruit soudain, la ter-
reur, un régime trop succulent, une variation subite
du froid au chaud *et vice versâ*, etc. Ces causes agis-
sent plus violemment encore, ajoute-t-il, quand la
plaie secrète une abondante suppuration et que le
tissu cutané a subi une plus grande déperdition. Or,
la femme Leu, couchée sur un lit de sangle en face
de la porte de sa chaumière ouvrant à un mètre de

distance, dans la saison la plus rigoureuse, était en
proie à tous les chagrins dérivant de sa misère, de
sa grossesse, de ses souffrances et de l'inconduite de
son mari. — Je termine en disant que la crainte du
tétanos fut un des motifs qui me déterminèrent à
tenter la transformation de cette fracture compliquée en fracture simple. — Vous me jugerez.

L'auteur du mémoire, après avoir énuméré les
désastres produits à la face par les plaies d'armes à
feu, rapporte dans tous ses détails une observation
de tentative de suicide exécutée par un jeune homme
de 20 ans, avec un pistolet de poche, chargé seulement à poudre. « Le canon fut placé entre les dents
« et le coup fut suivi des lésions suivantes : fracture
« oblique de la machoire inférieure près la ligne
« médiane ; langue totalement divisée dans sa partie
« moyenne, de la pointe à sa base, avec perte de
« substance, particulièrement plus sensible à trois
« centimètres de sa pointe où existe un enfonce-
« ment de trois à quatre millimètres de profondeur.
« Voile du palais présentant une perforation de la
« grandeur d'une pièce de deux francs, et qui sem-
« ble avoir été faite comme avec un emporte-pièce.
« Muqueuse buccale d'un noir foncé; voix nasillarde,
« parole inintelligible, pouls faible, extrémités froi-
« des, forces assez bien conservées. »

Quatre saignées furent pratiquées, la langue reçut

un point de suture, la fracture se consolida sans dif-
formités, le palais fut obturé avec une plaque mé-
tallique, et notre confrère peut aujourd'hui se glo-
rifier bien légitimement d'un brillant succès.

Il fait suivre son observation des considérations
suivantes : « La poudre et la bourre seules ont donc
« pu labourer les muscles linguaux, fortement con-
« tusionner les stylo-hyo et génio-glosses ; perforer
« la muqueuse, les muscles du palais et briser l'os
« palatin ; déterminer la rupture des branches de la
« linguale, des palatines ainsi que des veines qui
« rampent dans ces parties. Je ne parlerai pas de
« la commotion qui ne fut suivie d'aucun symptôme
« comateux ou convulsif, ce qu'il faut peut-être
« attribuer au sang répandu au moment du coup.
« La mâchoire inférieure, en se fracturant, aura dé-
« pensé une force immense, qui sans cette circons-
« tance aurait été employée à opérer un délabre-
« ment épouvantable de la mâchoire supérieure,
« peut-être même une commotion au troisième de-
« gré. Ces sortes de blessures sont compliquées
« souvent d'hémorrhagie consécutive, d'érysipèle,
« d'inflammation cérébrale, etc., qui ont heureuse-
« ment épargné notre blessé. »

PLAIES DU COEUR : « Quelque pénétrantes qu'elles
soient, dit l'auteur, il est reconnu aujourd'hui
qu'elles sont susceptibles de guérison. » C'est là

une de ces vérités modernes qu'il est toujours bon de rappeler et de mettre en lumière, parce qu'elle peut arrêter la main d'un maniaque et parce qu'elle pénètre l'homme de l'art des ressources infiniment grandes de la nature. Je joindrai aux faits déjà connus et rappelés dans le mémoire que j'examine, un fait nouveau qui pourra bien soulever quelques doutes parce qu'il lui manque (fort heureusement pour le plus intéressé) la consécration de l'autopsie.

TROISIÈME OBSERVATION. — *Plaie pénétrante du cœur. — Guérison.*

M. de G...., employé au chemin de fer du Nord, âgé de 44 ans, et déjà ennuyé de la vie, se couche à neuf heures du matin sur son lit, et armé d'un couteau de table bien affilé, il se fait quatorze blessures transversales dans la région du cœur. Vers dix heures, je suis requis par le commissaire de police et je trouve le patient baignant dans son sang et se plaignant que la mort n'arrive pas assez vite, mais ajoutant qu'il la sent approcher, que le sang monte, monte et l'étouffe. Le pouls est petit, irrégulier ainsi que les battemens du cœur ausculté avec soin. Le thorax est immobile, la respiration est courte, anxieuse, diaphragmatique.

2

Le plus petit mouvement, la parole, l'inspiration surtout réveillent des douleurs atroces et profondes dans la région du cœur. Le malade les distingue aisément, des douleurs lancinantes siégeant dans la paroi thoracique qui a reçu les blessures. Le sang ne coule plus qu'en bavant, par cinq ou six des incisions, et je fais en sorte, loin de combattre cet écoulement, de le favoriser à l'aide de compresses imbibées d'eau chaude, un stylet d'argent est présenté successivement à toutes les plaies, mais déjà plusieurs sont fermées par un caillot adhérent. — Le malade facilite mes recherches en m'indiquant du doigt celles qu'il a jugé les plus profondes et au fond desquelles il a perçu, dit-il, une résistance d'abord, et la pénétration plus parfaite ensuite.

Mon stylet pénètre jusqu'à trois centimètres dans une seule plaie, et il s'arrête évidemment au tissu fibreux intercostal. Je n'insiste pas, mais M. de G*** affirme avoir été plus loin, et le couteau présente en effet une lame ensanglantée et comme essuyée par les bords cutanés dans une étendue de cinq centimètres. Le patient est à bout ; je le fais transporter dans mon service à l'Hôtel-Dieu. — Prescription : une saignée du bras de quatre cents grammes, — synapismes aux pieds, — potion calmante, — léger cataplasme sur le cœur, — la tête élevée, bref, il y eut deux ou trois jours de fièvre, puis le pouls reprit peu à peu son rythme normal et le malade put se promener et sortir vers le vingt-cinquième jour. Le symptôme le plus persistant fut la douleur au cœur et un sentiment d'oppression dans les huit à dix premiers jours, accompagnant les mouvemens qui exigeaient le moindre effort. Rien de précis, rien de notable à la percussion, rendue d'ailleurs très-difficile par l'état de la peau.

L'instrument piquant a-t-il atteint le péricarde et le cœur ou seulement le premier ? J'opine pour la lésion de ces deux organes.

Lésion du bras ; accidens de chasse. — « Un « canon de fusil éclate dans l'action de tirer, la « crosse se brise en plusieurs fragmens. Toutes les « parties molles de la face antérieure du poignet « sont déchirées, fortement contusionnées ; la ra-« diale ouverte et les nerfs meurtris. A la chute des « escarres, une hémorrhagie, fournie par cette ra-« diale divisée se renouvela deux fois en trois jours « et finit par céder à la compression. Vers le tren-« tième jour, plusieurs esquilles provenant de la tête « du radius et des os du métacarpe, se détachèrent « entièrement. Dix jours plus tard, d'autres frag-« mens osseux furent encore enlevés. Dès lors, la « cicatrisation marcha rapidement et le blessé guérit « en conservant de la gêne dans les mouvements. »

J'ai relaté les faits principaux de cette observation

de l'auteur pour m'y arrêter un instant , et y chercher quelques enseignemens.

1°. La chute d'une escarre est suivie d'hémorrhagie , et la ligature est rejetée ; pourquoi ? J'aurais
voulu savoir pour quels motifs la compression a été
préférée et jugée suffisante , comme l'évènement l'a
d'ailleurs prouvé. Un fait pratique bien discuté dans
tous ses élémens est plus utile pour nous qu'une
longue file de propositions dogmatiques bien ali-
gnées , et c'est la pénurie de ces discussions pratiques que je regrette d'avoir à constater dans la monographie que j'examine.

2°. Des esquilles sortirent à plusieurs reprises, à
dater du trentième jour. — Dans une précédente observation, nous voyons que des esquilles furent en-
levées le vingt-neuvième jour et beaucoup plus tar-
divement encore. Or, je trouve établi nettement dans
un autre chapitre du mémoire, le principe qu'il faut
tout d'abord extraire des plaies par armes à feu, tous
les corps étrangers, tels que balles, parties de vête-
mens, esquilles , etc. Mais ce principe est trop absolu , puisque les auteurs ont soin d'ajouter , et M.
Douvillé avec eux , *quand on le peut*, et nous voyons
en effet dans la majorité des observations de ce
genre, que très-rarement les corps étrangers de toute
nature sont extraits dans les premiers jours ou les
premiers pansemens, et c'est parceque nous l'avons

tous éprouvé.... on ne le *pourrait faire* sans danger.
Un principe plus vrai, parce qu'il s'applique à un plus
grand nombre de cas, c'est qu'on doit attendre la
période de suppuration, c'est qu'on doit favoriser les
efforts d'expulsion de la nature médicatrice et ne rien
précipiter. M. Douvillé le dira lui-même tout-à-
l'heure. Je mets à part les faits exceptionnels, tels
que celui du trop regrettable général Duvivier, dans
lesquels l'action directe du chirurgien ne saurait être
trop prompte.

L'extraction des corps étrangers présente souvent
des problèmes fort difficiles à résoudre et M. Douvillé résume ainsi, vers la fin de son travail, son
opinion sur la conduite que doit suivre l'opérateur :

« Lorsqu'il échappe aux perquisitions ou encore
« si pour l'embrasser et l'extraire, il fallait surmon-
« ter de grands obstacles, déterminer de longues et
« violentes douleurs, il vaudrait mieux renoncer
« ou ne pas entreprendre son extraction, — car les
« tractions que l'on est obligé d'opérer, dilacèrent
« énormément les parties molles, divisent les filets
« nerveux et des nerfs et donnent naissance à des
« inflammations du plus haut degré, à des engour-
« dissemens, à des paralysies, etc. — Il faut atten-
« dre une circonstance plus propice, — la chûte des
« escarres, la pyogénie rendront le corps et plus
« évident et plus mobile, c'est alors qu'on pourra

« le saisir plus aisément et l'enlever avec moins
« de difficulté. »

Cette manière est celle de tous les hommes
sages et il faut la rappeler à ceux qui ne crai-
gnent point d'employer la violence en cédant à des
considérations étrangères à l'art ou à un faux ju-
gement. — Il peut arriver d'ailleurs, que le corps
étranger se déplace, ne puisse plus être perçu et
demeure indéfiniment dans nos organes sans causer
d'inconvéniens sérieux ; ainsi, je connais un capi-
taine d'infanterie en retraite, M. Fromont, de Mont-
médy, qui reçut à Waterloo une balle dans la jambe
— Il guérit en conservant ce corps étranger, et put
continuer sa carrière pendant plus de vingt ans,
jusqu'au moment où il obtint sa retraite. — Il y a
des cas, en dehors des plaies par armes à feu, qui
exigent une extraction aussi prompte que possible ;
mais dans lesquels, il n'est pas moins indispensable
d'opérer avec la plus grande prudence. — Je men-
tionnerai à cette occasion, l'observation suivante.

QUATRIÈME OBSERVATION. — *Corps étranger dans le
rectum.* — *Extraction.* — *Mort.*

Le 19 juillet 1848, Blotte, ouvrier terrassier
belge, âgé de 45 ans, entre dans mon service,
comme porteur d'un corps étranger dans le rectum ;

il venait d'une salle de médecine où il passa trois jours avec un ensemble de symptômes qui indiquait une entero–colite, affection assez commune dans les grandes chaleurs chez les ouvriers intempérants.

Le corps étranger était, suivant le malade, un morceau de bois qui lui aurait été introduit par vengeance ou par méchanceté, dix–huit jours auparavant dans un cabaret, à Saint-Denis. — Le ventre était tendu, assez peu sensible à la pression, et se laissant en conséquence déprimer suffisamment pour qu'on reconnût la présence d'un corps très–long, très–dur et très–mobile, dans le flanc gauche.

La langue était couverte d'un enduit saburral épais, jaunâtre, sans rougeur vive à la pointe; la soif peu marquée; quelques nausées sans vomissement, inappétence complète; pouls à cent puls–molles, larges, disparaissant facilement sous le doigt; urines en rapport avec la petite quantité de boissons avalées, de couleur foncée, sans dépôt. — Le malade tient les cuisses relevées vers l'abdomen; sa face exprime la souffrance et l'inquiétude, l'anus est infundibuliforme; le sphincter externe paraît avoir perdu tout son ressort. — La muqueuse rectale est un peu renversée et lubréfiée par un mucus visqueux et rosé. — J'introduit l'indicateur de la main droite et rencontre immédiatement au-dessus du sphincter interne, une surface plane et arrondie, comme le cul d'un verre à vin de Bordeaux. — En promenant le doigt autour de sa circonférence, je constate sa disposition cylindrique, la moindre pression de bas en baut refoule ce corps étranger, qui doit être une portion de cylindre en bois, telle qu'un fragment scié à un fort manche de bêche ou de coignée. — Mais il est lisse, devenu comme savonneux par son séjour au milieu des mucosités dont il provoque sans cesse la sécrétion et il échappe non-seulement à la traction faite par un doigt, mais aussi à celle faite en même temps sur deux points opposés, à l'aide de l'indicateur et du médius agissant comme une pince dont on serre les deux branches. — Plusieurs tentatives faites de cette manière, amenèrent le cylindre jusqu'au sphincter interne, mais la résistance spasmodique de ce muscle fut toujours supérieure à l'effort combiné de traction et de pression de mes deux doigts introduits en V.

Je voulus m'aider d'un troisième, puis d'un quatrième doigt, enfin j'essayais l'introduction de ma main qui est d'un volume plutôt au-dessous qu'au-dessus de la moyenne et je n'eus pas plus de succès, pourquoi ? parce qu'en portant mes efforts à un certain degré, je développais des douleurs considérables et je craignais de compromettre le succès. — C'est qu'en effet, je ne doutai pas un instant de la possibilité de retirer le corps étranger, mais en con-

sidérant que sa présence datait déjà de 18 jours,
qu'elle n'avait pas été innocente pour l'intestin, que
son introduction avait dû être faite avec violence,
que cette violence était une nouvelle cause de l'inflammation intestinale, que cette inflammation avait
pu produire, là, comme toujours, par son intensité
ou par sa durée, du ramollissement ou des plaques
gangréneuses, ou des ulcérations, en présence, dis-
je, de ces considérations, je pensai que la vie du
malade était en danger et que la difficulté n'était
plus de le débarrasser à tout prix de son cylindre
de bois, mais de l'en débarrasser sans efforts, sans
violences nouvelles, enfin sans développer des accidens nouveaux et aigus sur les anciens. — Mes tentatives furent renouvelés trois fois, le 18 au matin,
le même jour à 4 heures et le lendemain matin. —
J'essayai diverses pinces ; la plupart furent inutiles
parce qu'elles manquaient d'écartement ou parce
que leurs branches trop courtes ne pouvaient prendre un point d'appui suffisant sur le bord du cylindre. — Enfin j'avisai dans une vieille boite de l'Hôtel-Dieu, une pince à très longues branches parallè-
les, destinée autrefois à l'extraction des calculs dans
la taille sus-pubienne, elle échoua comme les autres. — Bien pénétré alors de la difficulté de sur-
monter la résistance convulsive du sphincter anal,
avec les moyens ordinaires, je fis adapter une forte

dent à l'extrémité de la face interne de chaque branche et j'attendis au lendemain troisième jour, que
le serrurier eut terminé ma commande, bien certain
que cet instrument ainsi modifié, suffirait pour débarrasser le patient sans effort, sans violence et sans
crainte de révolter d'avance la région musculaire du
rectum, par le contact de corps trop volumineux,
tels que deux ou trois de mes doigts, ainsi que je
l'avais éprouvé à plusieurs reprises. — Pendant tout
le temps écoulé depuis l'arrivée du malade dans
mon service, jusqu'au moment de l'opération définitive, je le soumis à l'emploi de moyens antiphlogis-
tiques, tels que cataplasmes laudanisés, boissons
gommeuses, potions calmantes, lavemens mucillagi-
neux, pilules d'opium à doses élevées, etc.

J'avais ainsi l'espoir de conjurer les accidens graves que la présence prolongée du cylindre, était capable de déterminer au-dedans et au-dehors de l'intestin. — Mais ma prudence, mes craintes et la lenteur calculée de mes tentatives devaient tourner
contre moi et contre le malheureux qui luttait avec
courage contre ses souffrances. Voici comment : le
médecin des hospices, mon collègue, fut invité par
moi, le deuxième jour, à visiter la partie malade et
à constater avec le doigt, le volume considérable du
cylindre ; c'était un cas rare et difficile, je regardai
comme un bon procédé de le lui montrer et je lui

fis part en même temps de mon embarras en présence de la mobilité extrême du cylindre et de son
volume, etc., ainsi que du moyen auquel je comptais recourir le lendemain avec un succès définitif.
— Ces détails peuvent paraître superflus, on verra
tout-à-l'heure dans quel but je crois devoir les donner. Mon collègue constata les faits et m'engagea à
tenter l'introduction totale de la main, je m'y refusai
en lui faisant part de l'état spasmodique du rectum,
de l'état de la muqueuse, enfin, de l'état général.
En effet, il était de toute évidence que le volume de
la main ajouté à celui du cylindre, qu'elle devrait
contenir, formerait un volume total qui ne pourrait
franchir le rectum, qu'au prix de souffrances atroces, qu'au risque de désordres mortels. — L'éther
pouvait fournir une chance favorable en produisant
le sommeil et la résolution générale, je l'essayai
sans plus de succès. — La sensibilité d'ailleurs était
exaltée et la moindre tentative réveillait l'action de
la tunique musculaire, action antipéristaltique qui
faisait fuir le cylindre vers le colon transverse. —
En quittant le malade, mon confrère me demanda
la permission d'amener le lendemain un jeune médecin de ses amis pour le mettre à même de voir ce
cas rare et intéressant de chirurgie. — Je tiens
beaucoup à tous les termes de cette phrase, parce
que ce sont les vrais et parce que mon collègue sa-

vait que peu édifié sur le compte de ce médecin, je
m'étais toujours privé dans toute espèce d'opération
non-seulement de son aide, mais même de sa présence ; retenu par un sentiment d'égard et de poli-
tesse pour mon vieux collègue, je le laissai libre de
revenir le lendemain, accompagné de son confrère.
Lorsque nous fûmes réunis tous trois, je fis une petite démonstration théorique de la manœuvre à laquelle je comptais employer l'instrument qui était
sous nos yeux, puis après m'en avoir fait la demande
M. X.... se livra à l'exploration du rectum et du cylindre. Quelques minutes s'étaient à peine écoulées,
que le patient commença à pousser des gémisse-
mens ; la main gauche prenait un point d'appui sur
le ventre, en refoulant le cylindre vers la fosse ilia-
que gauche, tandis que la main droite faisait des efforts non interrompus et très vigoureux pour pénétrer toute entière ; tout-à-coup elle force l'entrée et
aussitôt je vois s'écouler le long de l'avant-bras, environ cinquante grammes d'un sang très-rouge et
non pas d'un rouge noir. L'opérateur annonce avec
satisfaction ce premier temps et procède immédiatement à l'extraction du cylindre, mais c'est en vain
qu'il multiplie ses efforts ; rien ne sort que de nouveaux caillots d'un rouge très-vif. Qu'elle fut mon
rôle en présence d'une exécution aussi hardie, aussi
audacieuse ? Je ne fus que médiocrement surpris ;

aussi, je pus me contraindre et me bornai à adresser quelques observations à l'opérateur, sur l'inutilité de ses violences, sur leurs dangers consécutifs et sur l'opportunité de me laisser employer de suite la pince que j'avais fait préparer. — Il ne tint aucun compte de mes observations faites en termes brefs et réservés, ainsi que l'exigeaient les yeux et les oreilles du patient et des autres malades de la salle, puis j'invitai mon collègue à prier son ami de mettre un terme immédiat au supplice de la victime. — M. Stockly ne fut pas plus écouté que moi. — Alors je lui apportai la pince toute graissée. — Quatre minutes au moins et les opérateurs savent comme moi tout ce qu'on peut faire dans un temps qui paraît si court, avaient été consommées sans succès, l'opérateur se décida à user de la pince et en moins d'une minute, le cylindre vint au dehors, de nouveaux caillots tout récens s'écoulèrent et le malade fut replacé sur le dos, etc., (21 juillet). — Quelques heures après, le ventre était plus tendu, plus douloureux que jamais, les urines etaient supprimées, la fièvre et la soif intense, les vomissemens suivirent, bref, une péritonite suraigue se développa et emporta mon malade en deux jours et deux nuits. (23 juillet) à l'autopsie je trouvai à trois pouces environ au-dessus de l'anus, une déchirure laissant à peine passer un stylet d'argent, mousse ordinaire.

Fallait-il considérer l'épanchement considérable dans la cavité péritonéale comme ayant eu lieu par cet orifice. Ce fait resta pour moi douteux et possible, d'autant plus que l'intestin ne nous présenta aucune ulcération ni aucune autre solution de continuité.

Recherchons d'ailleurs les causes de la plaie que nous avons constatée : est-elle due au contact du cylindre avec la muqueuse ? ou à un ramollissement prolongé qui aurait suivi la colite aiguë ? mais on ne comprendrait pas dans l'une ou l'autre de ces hypothèses qu'on n'ait rencontré qu'une seule ulcération ; — puis il faut ajouter que nous n'avons pas reconnu de ramollissement appréciable de cette muqueuse, mais seulement une coloration bleuâtre qui indique habituellement l'inflammation chronique ; enfin, rappelons que le cylindre était excessivement mobile, que dans l'état de repos de la tunique musculaire des intestins, il descendait par son propre poids et peut-être aussi par un mouvement péristaltique, normal et insensible, jusqu'au sphincter interne, mais arrivé là, une contraction involontaire le faisait remonter violemment au-delà de la portée du doigt. — Or, c'est entre ces deux limites extrêmes, que l'ulcération existe, là, où le cylindre ne faisait que glisser et où son bord terminal n'a pu séjourner. —

Mais est-ce bien une ulcération que nous avons trouvé, ou simplement une déchirure ? les ulcérations intestinales ont des caractères anatomiques bien connus, qui manquaient à celle-ci. — Ainsi il n'était pas possible de constater différentes zônes ulcératives, indiquant l'envahissement successif des trois tuniques. Il n'y avait pas de différences sensibles entre l'aspect des surfaces interne et externe de l'intestin au niveau de la plaie. Si nous recherchons actuellement quelques lumières dans l'étude des signes qui ont existé pendant la vie, y trouvons-nous la preuve de l'existence d'une ulcération, à l'époque des tentatives d'introduction de la main ? nullement, le corps étranger était mobile, les tentatives faites jusqu'à ce moment, n'avaient pas fait couler de sang et voilà que tout-à-coup sous la pression du poignet introduit, le sang parait rouge, vif et abondant ; en même temps le patient est en proie à des douleurs atroces ; évidemment, le sang ne s'est pas échappé de la surface d'une ulcération déjà existante.— Des membranes déjà amincies auraient cédé plus largement et les accidents eussent marché d'une manière plus foudroyante. — Il a fallu pour résister à la violence de l'effort, toute l'intégrité des trois membranes intestinales et encore ont-elles subi un éraillement, une déchirure incomplète , qui, dans les premiers

momens n'a fourni que du sang et en se complétant
un peu plus tard, a déterminé ou pour le moins
exaspéré la marche d'une péritonite mortelle. Voilà
comment je conçois, en m'appuyant sur les notions
positives de l'anatomie pathologique, que la lésion
intestinale constatée par nous, ne présentait pas les
caractères propres aux véritables ulcérations , tels
que bords taillés nets, zônes ulcératives, concentri-
ques et multiples, etc.

Ce n'était qu'une plaie récente, succédant à une
éraillure déterminée par des manœuvres que je
m'abstiens de qualifier.

Dans ce récit destiné à mes confrères, je n'ai pas
besoin de discuter davantage la question de savoir
si la perforation a été simplement le résultat final
de la colite et si le sang n'a coulé que par suite du
refoulement du cylindre; qu'il me suffise de rappeler
que chaque jour il s'écoulait des matières fécales
liquéfiés, que le sang, s'il avait été versé dans l'intestin, antérieurement à l'introduction de la main,
aurait pu s'écouler de même, — que ses caractères
physiques ne laissent pas de doute sur sa production
récente et que sa source ne peut être en conséquence qu'une déchirure récente.

Je termine en rappelant au lecteur, les détails dans
lesquels je suis entré tout d'abord, pour établir que
le malade présentait à son arrivée, les symptômes

d'une entéro-colite aigue, mais non ceux d'une péritonite ; que celle-ci me paraissait seulement à crain-
dre et que cette préoccupation avait dirigé ma conduite. Je passe outre sur quelques détails à l'aide
desquels une autre plume a pu faire une histoire
très-romanesque sans doute, mais sans portée pour
les faits que j'ai voulu établir ici.

Le cylindre de bois qui est en ma possession, présente les dimensions suivantes : longueur 18 centimètres ; circonférence 18 centimètres ; diamètre
6 centimètres.

Le lendemain de l'opération, M. X...., racontait
qu'il avait été appelé à l'Hôtel-Dieu, pour suppléer
à l'impuissance du chirurgien de la maison et qu'il
avait obtenu un brillant succès. — Quelques mois
après, l'observation habilement composée et parfaitement écrite, était publiée dans l'un de nos jour-
naux les plus répandus. — Ce qui m'a mis dans la
nécessité de publier à mon tour, une relation *exacte*
du fait, en déplorant qu'une belle intelligence servie
par une plume vraiment séduisante, soit aussi dé-
pourvue de probité. (Voyez l'*Abeille Médicale*, 1849,
page 333).

Je termine en rappelant une dernière fois, l'attention sur les difficultés que présente parfois, l'extraction d'un corps étranger, introduit dans l'un des
orifices du corps humain.—Qu'on le remarque bien,

ces difficultés sont tellement inhérentes aux caractères du corps à extraire et par conséquent varia-
bles, que les préceptes posés par les maîtres de l'art
sont presque toujours insuffisans et que le praticien
demeure livré à ses propres ressources; dans le cas
présent, aucuns des instrumens indiqués dans les
auteurs les plus complets, n'était applicable. — La
main d'un enfant n'aurait pu vaincre, au retour, les
contractions spasmodiques du sphincter. — L'incision conseillée par Delpech, est un expédient dan-
gereux, surtout ici, où l'organe enflammé et fortement congestionné, présentait des conditions d'hémorrhagie grave. Qu'il me soit donc permis de con-
seiller dans tous les cas, plus ou moins semblable à
celui-ci, l'emploi d'une pince à longues branches
(8 à 10 centimètres) armées comme je l'ai indiquée
plus haut, ou terminées comme la pince droite des
dentistes, par des mâchoires ou mors légèrement
concaves. — Si l'on avait à extraire un corps impé-
nétrable (verre ou métal), la pince y suffirait proba-
blement en recouvrant ses extrémités de quelques
tours de bande.

J'ai fait pressentir les difficultés inhérentes au
traitement des hémorrhagies artérielles, en voici un
exemple, dont M. Stockly, mon collègue à l'Hôtel-
Dieu de Compiègne, a été le témoin.

CINQUIÈME OBSERVATION. — *Plaie profonde du bras.*
— *Hémorrhagies secondaires graves.* — *Guérison sans*
opération.

Je trouvai un matin, dans ma salle de militaires,
un alsacien, soldat au 8° dragons, qui venait de re-
cevoir en duel, une blessure grave, faite avec le
grand sabre droit, appelé latte. La pointe frappant
la face antérieure de l'avant-bras droit, à six centimètres au-dessus du poignet, traversa obliquement
l'espace interosseux, de bas en haut et vint sortir en
arrière, à une distance à peu près égale du coude,
de telle sorte que la blessure présentait un trajet di-
rect à l'intérieur de l'avant-bras de près de dix centimètres. L'hémorrhagie avait été considérable, —
un bandage provisoire et la formation de plusieurs
couches fibrineuses, collant ensemble les diverses
couches de linge, l'avaient réduit à un suintement
sans importance et permettaient d'espérer qu'elle ne
se reproduirait pas. Le pouls était senti aux artères
radiale et cubitale. — Je fis appliquer sans toucher
au pansement, de la glace sur tout l'avant-bras, en
permanence pendant 3 jours et 3 nuits. Le sang n'a-
vait pas tarder à s'arrêter, — mais il fallait peu
compter sur ce premier temps d'arrêt et il y avait à
prévenir une inflammation profonde des muscles divisés. Il fallait obtenir une réunion par première in-

tention, aussi générale que possible et surveiller les
événemens. Au premier pansement, la plaie postérieure était cicatrisée, la plaie antérieure ne donnait
plus de sang et était obturée par un petit mamelon
dû à une saillie musculaire. Pansement : linge fenestré enduit de cérat sur la plaie, compresses et ban-
des exerçant une pression légère, depuis les doigts
jusqu'au coude.— Arrosement fréquent de l'appareil avec l'eau végéto-minérale, continuer à tenir le
membre dans l'immobilité complète, sur un coussin
de paille d'avoine, suivant une direction oblique de
bas en haut, du coude vers les extrémités des doigts.
Rien de nouveau jusqu'au onzième jour, le dragon
commençait à marcher, à se promener dans la cour,
son bras en écharpe, il se croyait guéri et tenait peu
compte de mes recommandations au sujet de l'inaction nécessaire du membre malade, lorsque le onzième jour, maniant pour s'amuser, une échelle
assez lourde, avec sa main gauche, il perd l'équilibre
et porte instinctivement sa main droite au-devant de
l'échelle qui va tomber. L'effort produit est accompagné d'une douleur vive et profonde et le sang re-
paraît avec abondance. Cette imprudence fut suivie
d'un phlegmon diffus dans le trajet de la plaie, d'un
empâtement énorme de tout le bras, de deux autres
hémorrhagies considérables dans l'espace de vingt
jours ; — le membre perdit sa couleur, sa chaleur,

sa sensibilité,— le sphacèle était menaçant.— Deux
confrères étaient d'avis de lier la brachiale, l'amputation du bras fut mise en question,— je voulus
temporiser, je favorisai la suppuration profonde à
l'aide de mèches volumineuses en charpie sèche,
je relevai l'état général et j'obtins une cicatrisation
complète avec un enfoncement de la peau au niveau
de la plaie antérieure et une grande raideur des fléchisseurs profonds. J'obtins un congé de six mois
pour ce militaire, que j'ai revu à une année de distance environ, du jour de sa blessure.— Il se pré-
tendait incapable de remplir sa fonction avec sa main
droite, mais le membre n'avait nullement dépéri et
les chirurgiens du régiment acquirent la preuve de
sa mauvaise foi et de sa mauvaise volonté,— en
conséquence il n'a pu obtenir la réforme et gît
actuellement en prison pour vol.

Vous avez sans doute remarqué, Messieurs, la
marche franche et régulière de cette blessure grave
dans sa première période. La ligature était-elle
indiquée au début? oui et non;— oui, parce qu'il
est de principe général, qu'une artère coupée net
par un instrument tranchant, est dans les plus
mauvaises conditions pour s'oblitérer naturellement
et que la ligature met en outre à l'abri des accidens possibles à la suite d'une oblitération spon-
tanée.— Non, parceque je me trouvai en désac-

cord avec un confrère sur le vaisseau blessé,—
delà un doute légitime, fortifiant mes tendances à
gagner du temps. Non , parceque dans le doute ,
il fallait lier la cubitale au-dessous du coude, avec
la perspective de lier successivement la radiale et
puis enfin l'humérale.

L'artère blessée était selon moi l'interosseuse ,
elle seule devrait donc être liée et si la ligature ne
portait pas sur ses deux bouts divisés, nous restions
exposés au retour de l'hémorrhagie par les anasto-
moses ou les branches d'origine.— Ce n'était pas
une petite affaire que de mettre à découvert le liga-
ment interosseux, que d'ouvrir en un mot l'avant-
bras pour procéder à la recherche du vaisseau
blessé. — Plus tard , l'inflammation phlegmoneuse
rendait plus douteux le succès de la ligature directe
et la ligature dans un point plus rapproché du tronc
offrait d'autres dangers et compromettait l'existence
du bras tout entier. Tels sont les motifs qui m'ont
dirigé et donné définitivement gain de cause. Veuil-
lez remarquer avec moi, que chacune des quatre hémorrhagies , s'est montrée à l'époque indiquée par
les anatomo-pathologistes , c'est-à-dire lorsque le
caillot primitif devient mobile et se détache par suppuration, de là une indication toute pratique que je
n'avais pas oubliée, mais que je ne pus appliquer ri-
goureusement qu'après l'avoir démontrée par les

faits à mon alsacien ignorant, brutal et insoumis, je veux parler de la nécessité de redoubler de soins, d'immobilité et d'attention du sixième au quinzième jour, afin de franchir impunément cette période. C'est ce que j'obtins en maintenant le malade couché et à une diète presque absolue.

OBSERVATION DE M. DOUVILLÉ. — *Coup de feu.* — *Guérison.*

« Le 7 juillet 1828, un jeune cultivateur tirant à « soi par le bout du canon, son fusil couché dans « un champ de luzerne, reçut à bout portant toute « une charge de plomb, qui pénétra avec la bourre « et de bas en haut au côté externe de la cuisse « droite, vers son tiers inférieur. La plaie acquit « jusqu'à vingt centimètres de profondeur, les diffi= « cultés furent nombreuses et le malade fut entiè- « rement guéri le 15 septembre. »

Il a été impossible à M. Douvillé, de retrouver le plomb dans le cours des longs pansemens qui furent renouvelés jusqu'à trois fois par jour. Il eût à com- battre plusieurs hémorrhagies secondaires et des accidens généraux de résorption purulente qui se dissipèrent après qu'un débridement de dix centi- mètres doublant l'ouverture de la plaie, eût rendu plus prompt et plus facile l'écoulement du pus.

Votre collègue a tenu dans cette circonstance, une conduite digne d'éloges et qui prouve la solidité de ses connaissances et de ses convictions. Il n'a pas craint de donner ainsi à la plaie, une étendue totale de vingt-un centimètres, comptant à bon droit sur une marche plus rapide et plus franche vers la guérison. J'ai toujours eu à me louer de ces larges débridemens ; seulement pour éviter nn écartement trop considérable de la peau, qui favorise les saillies musculaires et retarde par celà même la cicatrisation, — je donne la préférence aux débridemens moins étendus et multiples, laissant entre deux, un pont qui soutient les tégumens et hâte le terme de la guérison.

Traitement des plaies d'armes a feu, en général.— L'auteur expose l'opinion de Baudens, de Blandin, de Piorry, etc., sur l'emploi et le choix à faire des réfrigérans, mais il s'abstient de formuler son avis ; peut-être n'a-t-il pas de parti pris.— Voici ce qu'en pense votre rapporteur : l'eau froide est préférable à la glace, parce qu'on la trouve partout et en toutes saisons, parceque son emploi offre moins de dangers et peut être continué plus longtemps et à des doses diverses, suivant les besoins du moment, enfin, parceque l'eau à la température ambiante, produit toujours une réfrigération suffisante.— J'en use de la manière suivante : un seau est suspendu au-dessus du lit et l'eau s'écoule par un syphon ou par un trou dont on gradue le diamètre à volonté avec une cheville de bois. L'eau est à la température de la chambre, coule avec la lenteur ou la rapidité que l'on a déterminée à l'aide de la cheville et s'épanche à côté du lit sur une toile cirée ou une gouttière en zinc qui supporte la partie malade. L'eau froide, enfin, est un moyen qui dispense dans mille occasions, de l'achat onéreux des sangsues. Ce n'est pas ici le cas d'entrer dans de plus longs détails et je me borne à déclarer hautement, que je dois à l'emploi de l'eau froide, des résultats que je ne crains pas de qualifier merveilleux.

SIXIÈME OBSERVATION.— *Plaie par écrasement ; irrigations.— Guérison.*

Brulant, âgé de 27 ans, ouvrier à la station de Compiègne, tombe sur la voie et son pied droit est écrasé par la roue d'un wagon.— Il entre à l'Hôtel-Dieu le 12 juillet 1848, je constate que la roue a suivi le bord interne du pied, depuis l'astragale jusqu'à la naissance du gros orteil, que la peau et les muscles sous-jacens ont été coupés, lacérés, dans toute cette étendue, que la plante du pied a été décollée entièrement, jusqu'aux fléchisseurs profonds et jusqu'au bord externe du pied.— Un stylet, une sonde de femme, circulent aisément dans cette vaste plaie contuse. Ainsi qu'il arrive dans les plaies par arrachement, il n'y eut pas d'hémorrhagie.— C'est avec la plus grande difficulté, qu'au milieu des parties molles en désordre, j'acquiers la certitude que les os sont intacts.— Une simple compresse recouvre le pied et le syphon est mis en action pendant 5 jours.— Mais vers le sixième jour, quelques points de la plaie, sont occupés par des larves de vers (18 *juillet*).— Je remplace les irrigations, d'abord par un linge fenestré enduit de styrax et bientôt après par des plumasseaux imbibés du mélange de quinquina rouge, de camphre et d'eau-de-vie, dont j'ai déjà parlé. Quelques incisions furent nécessaires à la plante du pied, soit à titre de débridement, soit comme contr'ouvertures pour éviter le séjour du pus et faciliter son issue.

Bref, ce pied effrayant à voir à son arrivée et devant lequel il fallut se poser la question de l'amputation immédiate, guérit très-rapidement.— Je n'insiste pas sur les diverses phases du travail réparateur, qui entraîna la chûte de larges portions de la plante du pied, qui nécessita de nombreuses cautérisations et une attention soutenue, pour éviter les tiraillemens et les brides du tissu inodulaire et je me borne à noter que ce succès eût la plus grande

influence sur les déterminations que j'ai eu à prendre depuis, en des circonstances plus ou moins sem-
blables.— Brulant sortit guéri le 24 août.— Un
point fistuleux, entretenu par un fragment mortifié
du tendon du grand péronier, retarda de près de 15
jours, la cicatrisation complète de la plaie.

Ce cas est le seul dans lequel, j'ai vu des larves
se développer sur une plaie, pendant l'usage du syphon et je ne doute point que l'élévation de la température, n'ait été la cause unique de cet accident.—
Peut-être, dans quelques momens du jour, le pied
a-t-il été mal protégé contre les insectes, par la
simple compresse qui devait le recouvrir.— Quoi-
qu'il en soit, ces larves furent vues par d'autres que
moi et avant ma visite et je crus être prudent en
n'insistant pas plus longtemps.— Le bénéfice de
l'irrigation était du reste acquis au blessé et je veux
seulement tirer de ce fait, la preuve qu'aucun détail
ne doit-être négligé, parcequ'un aussi mince événe-
ment, se présentant dans la pratique civile, était de
nature à nuire au procédé et à l'artiste.

Cette observation est une preuve évidente de la
puissance des refrigérans et j'ai dû la rapporter pour
que, jointe à tant d'autres, elle contribue à convaincre les retardataires.

M. Douvillé n'est pas bien sûr de la conduite à
tenir par le chirurgien, dans les plaies profondes

du coude ; tantôt il déclare indispensable, l'amputation dans les cas où les os sont broyés ; tantôt il admet la possibilité et l'abstension de l'opération , dans les cas d'écrasement sans lésion de l'artère et des nerfs. Plus loin , il revient sur la nécessité d'amputer, quand l'articulation broyée est largement ouverte. Mon intention , n'est point en dévoilant la situation d'esprit ambigue et pénible de l'auteur, vis-à-vis des plaies graves de l'articulation huméro-cubitale, de lui faire son procès ! au contraire ! Je dois l'avouer en toute humilité , cette incertitude est son fait, est le mien, est le vôtre aussi.— L'amputation du bras est une opération grave, par ses dangers et par ses conséquences professionnelles ; et les tentatives des maîtres de l'art , ont fourni des exemples tellement contradictoires, que nous ne savons plus lequel a raison , lequel doit-être imité. La tradition est brisée, l'anarchie règne ; y a-t-il progrès ? je le crois, en ce sens, qu'en s'abstenant dans un certain nombre de cas de l'amputation *immédiate*, on a pu l'éviter jusqu'à la fin et conserver la totalité du membre. Si ces tentatives échouent, l'amputation secondaire peut encore sauver le malade. Mais des accidens insurmontables , tels que la gangrène, la résorption purulente, un érysipèle ambulant , etc. , tuent le malade au moment le moins prévu et la temporisation peut laisser au chirurgien, des regrets, mais jamais des remords.

Cette épée de Damoclès, suspendue sur nos têtes, dans ce cas comme dans bien d'autres, est la source de l'incertitude que l'on constate dans la pratique comme dans les préceptes des auteurs et il appartient à chacun de la braver dans la mesure de ses forces. Cinq fois dans le courant de cette année, j'ai cru devoir repousser l'amputation *immédiate* dans des cas de plaies contuses avec fracture simple ou écrasement des os, avec ou sans ouverture d'articulations et déchirure d'artères, tonjours avec une grande déperdition de substance, je compte un mort par érysipèle et fièvre de résorption, vers le centième jour du traitement ; — et quatre guérisons dont une avec amputation secondaire du bras.

Je vais m'occuper successivement de tous ces faits :

SEPTIÈME OBSERVATION. — *Fracture compliquée; Erysipèle.— Mort.*

Mercier, 40 ans, charretier de Pont-Sainte-Maxence, sur le point de quitter Compiègne, était debout sur sa voiture qui roulait ; il veut descendre en sautant et il tombe sur le pavé, de telle

sorte que la jambe gauche est fracturée à deux
pouces au-dessus de l'articulation tibio-tarsienne.—
Le fragment supérieur du tibia traverse les parties
molles.— Les fragmens inférieurs sont multiples,
mais aucun n'est détaché entièrement.— Le blessé
est placé à l'Hôtel-Dieu dans mon service.— J'o-
père assez facilement la réduction et je combats
les accidens inflammatoires à l'aide de l'irrigation
continue, etc., c'était au mois de février 1849.

Au bout d'un mois, la situation était bonne, la
plaie avait diminué des deux tiers, le pus était
louable, la consolidation était nulle.— Il fallait attendre que le travail de réparation ait éliminé les
portions osseuses mortifiées.— Deux mois se pas-
sèrent ainsi ; l'état général présentait des alterna-
tives bonnes plus souvent que mauvaises ; les souffrances variaient selon que la suppuration se faisait régulièrement jour au dehors ou qu'elle tendait à former dans les parties environnantes, des
clapiers qu'il fallait ouvrir, — mais la bénignité
des accidens, m'encourageaient chaque jour dans
la voie de temporisation que j'avais adoptée, lorsque tout-à-coup sans motif appréciable, un érysipèle survint, envahissant dès le premier jour, la
plus grande partie du membre blessé.— La réac-
tion ne fut pas franche.— Le pus devint promptement de mauvaise nature et moins abondant.—

Le malade tomba dans l'ataxie et en peu de jours, il s'éteignit le 10 avril, sans qu'il m'eût été possible de recourir à l'amputation.

Ais-je eu tort ou raison de repousser l'amputation immédiate ? le résultat définitif semble me condamner ; mais revenons aux débuts de la maladie.— Le blessé est vigoureux et d'une excellente constitution,— il a 40 ans,— son moral est bon, il pourra suffire à un traitement long et douloureux dont la récompense doit être la conservation de son membre et la continuation de sa profession.— (Il est depuis 15 ans chez un marchand de vins en gros).— En outre, la fracture est comminutive, mais aucun fragment n'est privé du périoste ; les chairs ne sont pas gravement lacérées. Il y en a d'ailleurs si peu , au-dessus des malléoles.— La réduction n'a pas présenté de difficultés notables et il n'y a jamais eu nécessité d'y revenir, ni d'employer des moyens contentifs rigoureux.

La fin déplorable de Mercier, ne peut-elle être attribuée aux circonstances suivantes, sur l'absence desquelles j'avais cru pouvoir compter ; le blessé témoigna beaucoup de courage et de fermeté pendant les deux premiers mois au moins , mais quand il vit le troisième s'écouler sans pouvoir obtenir de moi la promesse d'une prompte guérison , il pensa à sa famille en proie à la gêne, il craignit de lasser la patience de ses patrons, qui payaient son séjour à l'Hôtel-Dieu et qui devraient le remplacer chez eux.—Il entrevit l'impossibilité à peu près absolue de reprendre le rude métier de charretier, etc., enfin, son moral faiblit, il pleurait et par momens se disait condamné à mourir.— Telles furent les circonstances morales, notées d'ailleurs par nos devanciers et heureusement assez rares chez la population insouciante qui alimente nos hôpitaux ; au milieu desquelles un érysipèle qu'on pourrait qualifier de typhoïque, se développa et envahit rapidement en 3 jours, non toute la surface mais toute la longueur du sujet, depuis la fracture jusqu'au cuir chevelu.

- Je n'ai rien de plus à dire sur une fin bien connue.— Si ce n'est que j'appelle de tous mes vœux la découverte d'un traitement puissant et sûr de cette terrible complication. Quelques-uns de nos grands maîtres nous ont donné le précepte et l'exemple de livrer à la discussion, les faits malheureux, parcequ'ils portent toujours avec eux quelques enseignemens et c'est dans cet espoir que je publie celui-ci et d'autres.

Cette observation ne nous porte-t-elle pas à penser qu'il ne faut point lutter trop longtemps quand le moral s'affaisse, que la guérison est encore éloignée, que la suppuration commence à perdre ses caractères normaux, alors il ne faut pas attendre au lendemain, sous peine de s'entendre appliquer cette fatale parole : il est trop tard !

HUITIÈME OBSERVATION. — *Plaie grave du coude; amputation secondaire.* — *Guérison.*

Dupas, charretier de bateaux, âgé de 58 ans, demeurant au faubourg de Margny, fut mordu par un cheval à Verberie ; la masse charnue, externe du bras droit, depuis le coude jusqu'au tiers supérieur, fut serrée et contuse entre les mâchoires vigoureuses d'un cheval furieux, pendant quelques secondes. — Trois dents pénétrèrent profondément dans les muscles et une quatrième s'engagea directement dans l'articulation huméro-radiale, en avant de l'épycondile. — Un officier de santé du village donna les premiers soins, mais les accidens s'aggravant, Dupas fut transporté à l'Hôtel-Dieu de Compiègne, le 24 juin 1849. Je trouvai la moitié inférieure et externe du bras, tendue, peu chaude, peu gonflée, — la peau était livide par places, présentant sur d'autres points des taches bleuâtres, jaunâtres et verdâtres. — Les quatre trous ont des profondeurs inégales, des orifices irréguliers, un peu noirâtres, étroits; on croirait volontiers qu'ils résultent de l'introduction violente de balles par un coup de feu. — Le

4

trou le plus profond occupe le brachial antérieur et
le stylet mousse y pénètre à 5 ou 6 centimètres.
L'examen du trou situé au niveau de l'articulation,
ne me permet pas les deux premiers jours, d'affir-
mer si elle est ouverte.— Le stylet vient frapper une
surface osseuse, superficielle, lisse et polie, non ru-
gueuse et ne trouve à s'engager sur aucun point.
Cette recherche a la plus grande influence sur
le parti que je prends de ne point amputer.
L'état général a quelque apparence de gravité.—
La face est grippée, la langue grillée, la peau chaude
et sèche, le pouls serré, fréquent, petit à 120.— Il
y a de la soif, peu d'urine foncée et brûlante, de
l'anorexie, mais tout cela est le résultat simple et
évident des accidens inflammatoires du bras. —
C'est un cas de phlegmon sous-aponévrotique avec
étranglement et commencement de gangrène, qu'un
large débridement fait à propos, aurait pu prévenir.
— Voyons, quels bénéfices nous en pourrons tirer.
Aujourd'hui deuxième jour de son arrivée, 7e jour de
sa blessure, je pratiquai plusieurs incisions très-
profondes. En peu de jours, l'état général était excellent, le bras avait dégorgé, mais le débridement
n'avait sauvé du sphacèle, qu'une partie des tégumens contus et une portion qu'on peut estimer à 6
centimètres carrés, fut entraînée par une suppuration abondante et de bonne nature. La plaie du
coude devînt béante et laissa pénétrer le stylet dans

l'article. Je l'agrandis néanmoins dans l'espoir d'éviter de plus grands désordres,— mais ce fut en vain. — La position du membre ne pouvait pas être telle, que le pus s'écoulât complètement au-dehors et une bonne portion séjournait et fusa en tous sens,— l'articulation toute entière était compromise, le malade s'affaiblissait.— J'avais présent à la mémoire, la fin malheureuse du charretier de Pont-Sainte-Maxence, j'amputai le 4 juillet dans le lien d'élection, c'est-à-dire au niveau de l'insertion du deltoïde et du grand pectoral, par la méthode ovalaire. — Dupas sortit le 20 août de l'Hôtel-Dieu avec un moignon parfaitement recouvert et cicatrisé.

Il n'est pas indifférent de noter que Dupas est un vieil ivrogne et que j'ai dû tenir compte de cette circonstance, quand je me suis décidé à amputer.

Dupas ainsi que Mercier, Coutume, Brulant et Hubert, a été soumis à la potion au chloroforme, avec le plus heureux succès, pendant les premiers jours de sa présence à l'Hôtel-Dieu.

NEUVIÈME OBSERVATION. — *Ecrasement du pied.* — *Guérison sans amputation.*

Coutume, terrassier belge, âgé de 25 ans, entra à l'Hôtel-Dieu, le 27 avril 1849 et sortit le 29 novembre, parfaitement guéri de l'épouvantable blessure que je vais chercher rapidement à faire apprécier par le lecteur. — Cet homme étant tombé

sur la voie pendant le passage d'un convoi, eût le
pied écrasé de la manière suivante : une roue monta
sur la face externe de son pied gauche, de telle
sorte qu'elle parcourut une surface commençant en
dehors, aux limites de l'astragale, limitée en haut
à peu près par la ligne médiane et comprenant toute
l'extrémité du pied et les quatre derniers orteils.—
La peau fut enlevée en totalité, le muscle pédieux
complétement mis à nu, l'extrémité du pied, enfin,
fut tellement broyée que je dus presqu'immédiatement achever l'extraction des quatre orteils et de
plusieurs esquilles provenant des métatarsiens ; j'ou-
vris largement, sur plusieurs points, la surface
plantaire pour en extraire des caillots et pour tâcher
de limiter la mortification et j'employai résolument
la méthode des irrigations continues qui entraîna
beaucoup de gravier pendant plusieurs jours, —
alors je leur substituai la charpie imprégnée de la
sauce au camphre et au quinquina et bientôt on put
juger de l'étendue de la dénudation et de la gravité
de l'écrasement. — La plaie était certainement plus
grande que la main tout entière d'un adulte vers l'extrémité des métatarsiens, le stylet pénétrait dans
plusieurs sinus au fond desquels il rencontrait des
surfaces osseuses et rugueuses. — Le quatrième
jour, deux médecins de la ville et deux chirurgiens
du 8ᵉ dragons, que j'invitai à visiter le malade et
à exprimer leur avis, déclarèrent que c'était un cas

d'amputation immédiate, parce que le pouce lui-même était menacé de sphacèle, parceque les métatarsiens brisés et les tendons rompus nous exposaient aux fusées purulentes, parce qu'une vaste plaie accompagnée de douleurs vives et incessantes, d'insomnie et d'une suppuration épuisante, pouvait amener le tétanos, parce qu'enfin la peau ne pourrait jamais remplir ce vide énorme et qu'elle serait remplacée par une cicatrice mince, reposant sur des parties trop peu charnues, que le poids du corps, la chaussure et la marche feraient rompre sans cesse. — Je n'ai pas besoin de rapporter ici tout ce que je pouvais répondre et tout ce que je répondis à ces objections. Le fait est que je trouvai l'état général assez rassurant, le fait précédent du sieur Brulant, et quelques autres assez encourageans, et les premiers jours traversés cette fois encore assez heureusement, pour tenter la guérison sans amputation.— Notez que mes confrères n'étaient pas d'accord sur le procédé qui devait être préféré,— tel conseillait l'amputation du métatarse en totalité, l'amputation de Chopart, ou médio-tarsienne,— un troisième, la tibio-tarsienne avec la perspective d'un pied mécanique qui serait d'un meilleur usage, disait-il, que le tronçon que je prétendais restaurer. Les résultats ont prouvé combien sont grandes les ressources de la nature et combien les procédés de guérison et de réparation sont plus surs quoique plus longs que les nôtres. Notre rôle ne consiste plus alors qu'à surveiller son travail et à faire en sorte que le patient traverse sain et sauf, la longue période qui sépare le début des accidens de leur disparition complète. — Mais bien remplir ce rôle et heureusement jusqu'à la fin, est chose difficile. — Priver brusquement le malade d'un membre et fermer une plaie simple est habituellement plus facile. — Mais là n'est pas le motif sérieux, — il s'agit de guérir en respectant l'intégralité de l'organisme. Le succès est assez fréquent et tellement supérieur à celui de l'amputation immédiate qu'il faut proclamer bien haut la méthode de temporisation et d'amputation secondaire comme devant être préférée dans la majorité des cas de plaies contuses, accompagnées ou non de déchirement, de décollement et de fractures. — Ce véritable progrès de la chirurgie, sera dû à l'emploi de l'eau froide ou de la glace et des nouveaux agens anesthésiques et marquera dans l'histoire de cet art, la place de notre génération. Je n'ai eu qu'à me louer en effet, des potions éthérées ou chloroformées, pour combattre l'éréthisme nerveux, la douleur et l'insomnie, et leur usage m'a paru préférable aux opiacés qui sont moins supportés, ôtent l'appétit et constipent les malades.

Je ne veux point passer outre sans rappeler cette observation faite notamment à Paris et dans les hôpitaux des pays en état de guerre ; c'est que là, les

conditions atmosphériques ou morales, sont telles,
que la temporisation compromet bien plus souvent
le succès et que l'amputation immédiate devient
presque toujonrs indispensable.— La pratique civile
fournit la preuve de ces faits.

j'ai dit que le sujet de cette observation avait
conservé le pouce et peu s'en est fallu qu'il ne
tombât sous mon bistouri, voici pourquoi : J'ai entendu, vu ou lu quelque part pendant le cours de
mes études, que le gros orteil, quand il restait seul,
tendait incessamment à se renverser en dehors et
finalement à se luxer, de telle sorte qu'il devenait
beaucoup plus nuisible qu'utile à la station et surtout à la marche. — J'avais constaté aussi pendant
mon internat à Bicêtre avec M. Malgaigne, que chez
un grand nombre de vieillards, le pouce et le second
orteil ayant perdu leur parallélisme, c'était beaucoup plus souvent le gros orteil qui avait che-
vauché sur le second et avait fini par dévier plus ou
moins complètement dans une direction transver-
sale; dans ces cas, le poids du corps porte trop sur
la première articulation métatarso-phalangienne
celle-ci devient douloureuse et l'individu prend instinctivement l'habitude de marcher *en dehors* en pre-
nant un point d'appui sur les quatre derniers orteils.— La saillie du pouce se loge péniblement
dans la chaussure dont la pression détermine un
durillon à la face externe du doigt et son inaction

complète est suivie d'une atrophie véritable. On
s'est donc demandé s'il ne serait pas préférable
d'enlever quand il doit rester seul, ce gros orteil
qui devient bientôt un membre inutile et gênant ;
mais la question n'a pas été résolue, que je sache et
je la crois fort neuve encore et bonne à étudier.
Une autre question qui attend également une solution définitive est celle-ci : l'ablation du pouce étant
résolue, faut-il amputer dans l'article ou sur la continuité du premier métatarsien.— J'en étais là et le
gros orteil de mon malade était hors de tout danger,
lorsque l'occasion me permit de prendre l'avis de
M. Velpeau. Il me parut fort rassuré sur les inconvéniens de cette déviation et me félicita d'avoir res-
pecté ce doigt. J'ai voulu appeler l'attention sur un
petit fait qui, s'il paraît sans valeur dans la chirurgie des vieillards, peut avoir une plus grande importance, quand il s'agit d'un sujet de 25 ans, qui,
longtemps encore, aura besoin de deux pieds en bon
état.— Il serait à désirer, qu'on put rassembler un
certain nombre d'observations, ayant trait à des su-
jets amputés depuis longtemps, des quatre derniers
orteils.— Les conséquences suivraient.— Mes succes-
seurs à Bicêtre et à la Salpétrière, sont heureusement placés pour ce genre de recherches.

J'ai relaté cette observation, pour démontrer à
M. Douvillé, qu'il ne lui est plus possible de poser
en principe général que l'amputation doit être faite

immédiatement toutes les fois que les extrémités arti-
culaires sont fracassées et largement ouvertes avec
rupture des ligamens et écrasement des phalanges.

Avant de citer un nouveau fait à l'appui de mes
convictions, je noterai un cas dont je fus témoin
vers 1835, dans le service de M. Velpeau, à la Cha-
rité, bien qu'il ne se rapporte pas directement à l'or-
dre de faits qui nous occupe en ce moment.

Dixième Observation. — *Fracture comminutive.* —
Guérison.

On apporta un matin, après la visite, une femme
de 30 ans environ, qui avait été renversée dans une
rue voisine ; — une lourde charrette, remplie de
moëllons, passa sur la portée moyenne de sa cuisse
droite et produisit comme on le croira sans peine,
une fracture comminutive.— J'examinai cette femme avec l'interne de service et nous reconnûmes
que les tégumens étaient intacts, que les fragmens
étaient nombreux et de petites dimensions.— L'amputation nous parût la seule ressource et nous pré-
parâmes la blessée à cette triste nécessité,— elle
résista tant et si bien que M. Velpeau, dût en prendre son parti et lui appliqua la méthode inamovible
avec la dextrine.— Cette fracture comminutive bien
située d'ailleurs (vers la partie moyenne), se consolida parfaitement et quinze mois plus tard, je la re-
trouvai atteinte d'une pleurésie légère, dans le ser-

vice de M. Bally , mon premier et excellent maître ,
— elle ne souffrait nullement de son membre et
marchait longuement, malgré un raccourcissement
sensible et sans difformité aucune.

Ce fait m'a tellement frappé, qu'actuellement encore , au moment ou j'écris ces lignes, je tente le
même succès dans un cas à peu près semblable.—
C'est une fracture comminutive du col anatomique
de l'humérus , par cause directe, sans lésion exté-
rieure des tégumens, chez un maçon de 26 ans. (*)
Je n'ignore point que la peau peut rester saine et les
parties molles, profondes, avoir subi des désordres
considérables, mais les travaux de Guérin et autres,
avant et après lui , ont fait apprécier tous les avantages et toutes les immunités des plaies sous-cuta-
nées. J'insiste seulement sur la nécessité de se livrer dans ces cas difficiles, à des recherches sévères
et souvent répétées dans les premiers jours, car les
apparences peuvent entraîner de graves erreurs ; et,
puisque je suis en train de me souvenir, je rappor-
terai deux exemples de blessures mortelles sans lé-
sion-apparente.

ONZIÈME OBSERVATION.— *Ecrasement sans lésion apparente.*— *Mort.*

Le 21 décembre 1848, Sthocmann , terrassier
belge, âgé de 21 ans , fut transporté à l'Hôtel-Dieu

(*) Ce blessé est aujourd'hui en pleine convalescence (25 avril).

de Compiègne, par ses camarades.— Quand j'arrivai, ils étaient partis et je restai sans renseignemens, vis-à-vis d'un belge, ne sachant pas un mot
de notre langue et fort abattu.— J'appris seulement
qu'il avait été enseveli sous un éboulement de ter-
rain, sur la commune de Pimprez, qu'on l'avait dé-
livré de suite et que M. Josset, de Ribécourt lui
avait donné les premiers secours.— Je visitai le malade entièrement.— Il n'avait sur le tronc, ni blessures, ni ecchymoses, ni fractures de côtes; la colonne vertébrale, les membres thoraciques et la tête
ne présentaient aucune lésion.— L'abdomen était
sensible, peu développé, la peau était froide, mais
c'était le 21 décembre, le blessé était très-fatigué
du transport, du moins je le supposai; le faciès était
grippé, pâle, le pouls petit, fréquent, sans résistance
à la pression, les deux jambes étaient fracturées.—
Chaque fracture était le siège d'une plaie considérable avec saillie des os et de muscles.— Un double
appareil avait été appliqué immédiatement pour
combattre l'écoulement très-abondant du sang. Les
désordres locaux me parurent assez graves pour né-
cessiter l'amputation des deux jambes et j'y procé-
dai dans l'après-midi.— J'enlevai d'abord la plus
malade et puis je trouvai le patient si pâle, si abattu,
si épuisé, que peu rassuré sur les chances immédia-
tes d'une nouvelle opération, je résolus d'attendre
au lendemain et fis coucher ce malheureux. L'ab-

sence de renseignemens me préoccupait vivement.
— Ce belge paraissait peu intelligent, il se plaignait
à peine.— On avait beaucoup de difficultés à entre-
tenir la chaleur, la face restait pâle et le pouls devenait mou et plus fréquent,— les cordiaux n'agis-
saient pas,— le sang coulait sans cesse mais en
suintant, de la plaie qui restait et que la glace
recouvrait.— Dans la nuit, une quantité de sang
mêlé de caillots et qu'on peut évaluer à deux litres,
s'échappa par le rectum et la mort suivit quelques
instans après. Les exigences de la clientelle ne me
laissèrent pas le temps de pratiquer l'autopsie avant
l'inhumation et j'eus le regret de n'avoir pu rechercher les causes de cette hémorrhagie interne, que
chacun cependant pourra présumer.

DOUZIÈME OBSERVATION.— *Mort par écrasement sans
lésion apparente.*

Dans le courant d'octobre 1849, je fus requis par
l'autorité judiciaire, pour rechercher les causes de la
mort d'un nommé Sénéchal, de Pierrefonds, trouvé
mourant à l'entrée de la forêt, sur la voie publique.
Un flaneur l'avait vu debout dans une charrette rou-
lant très-vite une demi-heure avant.— La gendar-
mérie le fit transporter, sur ma demande, à l'Hôtel-
Dieu et quand j'y arrivai, le corps était à l'amphi-
théâtre, Sénéchal ayant rendu l'âme pendant le
transport;— un examen très-attentif ne me permit

pas de constater d'autre lésion , que la fracture de
5 à 6 côtes du côté droit, sans blessures, sans ecchymoses à la peau. Il n'y avait pas eu d'écoulement
de sang par aucun orifice.— Le cadavre avait presque toute la chaleur de la vie.— Le lendemain,
après une courte discussion avec la famille Sénéchal
et soutenu moralement par deux gendarmes, je pro-
cédai à l'autopsie et constatai que les huit dernières
côtes du côté droit, étaient fracturées sans déplacement et que le foie était écrasé, déchiré, rompu en
5 ou 6 endroits ; l'une de ces déchirures avait 3 à 4
centimètres de profondeur ; — le diaphragme était
ouvert et une grande quantité de sang était répan-
due dans les séreuses de la poitrine et du ventre.—
Il n'y avait pas d'autre lésion. Sénéchal en état d'i-
vresse, était mort écrasé sous une roue de sa voiture, n'ayant pas survécu plus d'une heure à sa
chute.

TREIZIÈME OBSERVATION.— *Fracture de la jambe avec
écrasement.— Guérison sans amputation.*

Le 27 août 1849, Jules Hubert, de Creil, âgé de
25 ans, employé au chemin de fer du Nord, entra à
l'Hôtel-Dieu de Compiègne, pour y être traité d'une
fracture de la jambe droite, avec écrasement, par le
passage de dix wagons chargés de sable.— Hubert,
intelligent et adroit, voulut graisser une roue pendant la marche du train; il était sur un wagon de

sable,— se couchant sur le ventre, il se pencha dans la direction de la roue et allait y atteindre, lorsque le sable cédant au poids de son corps, l'entraîna sur la voie. La jambe droite demeurant sur le rail, subit le passage successif de 8 à 10 wagons, soit 16 à 20 roues, à 3 ou 4 centimètres au-dessus de l'articulation tibio-tarsienne.— Ce renseignement bien entendu, me dispense, j'aime à le croire, de longs détails sur les désordres qui furent produits et que je fus étonné, je me hâte de le dire, de ne point trouver plus graves. Le pied était intact, l'articulation n'était pas à découvert, les tégumens étaient assez largement ouvert en dehors, au-dessus de la malléole externe. Je pouvais prendre dans la plaie, entre deux doigts, le péroné fracturé et ce fragment long de cinq centimètres, ne présentait aucune mobilité dans son articulation. Le tibia était brisé en deux sens;— dans le sens transversal, il y avait une sorte de section contuse, irrégulière et puis chacun des fragmens supérieur et inférieur était fendu selon son grand diamètre en plusieurs éclats.— Je retirai une sorte de boue composée de sang, de *gravier osseux* et d'un peu de sable et la jambe fut soumise à l'irrigation froide, recouverte d'une compresse et soutenue simplement par deux coussins de paille d'avoine, dans une gouttière en zinc, que j'ai fait établir depuis longtemps, pour le traitement de certaines fractures et surtout pour éviter la dispersion des eaux du syphon ou de la glace.

Le lendemain, le blessé souffrant beaucoup, la jambe étant tuméfiée, chaude, les bords de la plaie tendus, la mortification étant mal limitée, je pratiquai trois incisions longues et profondes autour et au-dessus de l'articulation du pied.

Hubert avait été saigné la veille, le syphon fut entretenu pendant quatre jours, puis, je pansai toutes les plaies, qui étaient en communication, avec le styrax.

Une potion avec dix à quinze gouttes de chloroforme fut prise chaque soir ou pendant la nuit en trois fois. Dans le jour, la limonade, l'orangeade, des bouillons dès que le malade en désire et bientôt des potages, puis des alimens plus solides, tel fut le régime de ce blessé, tel est celui que j'emploie ordinairement; je veux dire que je ne soumets jamais mes blessés à une diète aussi sévère que beaucoup de mes confrères et que je les nourris promptement, en me guidant sur l'état du pouls, etc. Je n'ai jamais eu à m'en repentir et je crois échapper ainsi à quelques inconvéniens et surtout aux dangers que bravent les blessés en mangeant secrètement, outre mesure, lorsqu'on les affame.

Je ne professe pas, je parle aux praticiens et je compte qu'ils ne me reprocheront point le peu de détails dans lequel j'entre, relativement à l'état général et à la foule de modifications, que la visite de chaque jour amène dans le long traitement des graves maladies chirurgicales.

Aujourd'hui 1er mars, après sept mois de séjour à l'hôpital, Hubert énormément engraissé, marche *facilement* sans béquille et sans canne, *dans la salle.*— Il commence à fléchir le pied sur la jambe.— Cependant, plusieurs orifices fistuleux, résultant des incisions que j'ai pu faire, d'abcès ouverts spontanément et de la plaie primitive, continuent à suppurer et permettent au stylet de percevoir à l'intérieur, dans tous les sens, les portions osseuses ramollies et mobiles ; — à mesure que cette mobilité se prononce, je tente l'extraction d'un séquestre et j'ai déjà pu en extraire plusieurs, dont le plus considérable avait le volume et l'aspect irrégulier d'une forte praline;— la jambe est soumise 2 à 3 fois par semaine à un bain de Barèges et ce moyen combiné à l'exercice modéré de la marche a beaucoup mieux réussi que la compression associée au repos absolu pour faire disparaître l'empâtement, l'engorgement, l'atonie des tissus mous du pied et du voisinage des plaies.— Enfin, la jambe a perdu depuis quelques semaines, plus de la moitié de son volume, de telle sorte, que le doigt peut reconnaître à travers la peau, deux interstices à peu près verticaux, qui séparent les éclats du fragment supérieur du tibia et prouvent la précision de mon premier diagnostic.—

J'oubliais de noter que pendant plus de trois mois, j'ai pratiqué dans la plaie des injections détersives qui sortaient facilement par le point opposé au-dessous de la malléole interne.— Quand à fixer maintenant l'époque d'une guérison complète, je n'en sais rien et j'enverrais volontiers Hubert aux somnambules, si elles donnaient des consultations *gratuites.*— Ce fait est d'ailleurs d'une importance secondaire et le résultat obtenu est assez beau.

— Hubert guérira, son membre est sauvé ; Hubert marche assez bien, pour remplir les fonctions de garde-barrière qu'il sollicite ; la nature et le temps feront le reste mieux que l'homme et sa science.

La commotion cérébrale, a été pour M. Douvillé, l'occasion de considérations très-judicieuses et d'une série de questions qu'il ne résout pas, mais que je crois utile de vous signaler, dans l'espoir que l'un de vous pourra bien un jour ou l'autre nous tirer tous d'incertitude. Après avoir établi les indications de la saignée, l'auteur continue ainsi :

« Ici se présente une question d'élection, des
« praticiens préfèrent ouvrir la jugulaire. Mais la
« compression exercée sur cette veine, afin de la
« rendre plus évidente, ne doit-elle pas être une
« cause de rejet ? en admettant que la saignée du
« cou faite du côté de la blessure, dégage plus rapi-
« dement le cerveau, cette opération n'expose-t-elle
« pas encore à d'autres dangers ? est-il au reste suffi-

5

« samment démontré, que ses avantages font plus
« que compenser ses inconvéniens ? la compression
« des carotides proposée par le docteur Blaud, rem-
« plirait-elle mieux le but ? en attendant que l'ex-
« périence ait donné une solution satisfaisante de
« ces procédés, il me semble que l'on doit, sans
« pour cela être esclave des préjugés, s'en tenir à
« l'observation consacrée par les plus grands maî-
« tres, ainsi, on pratiquera la phlébotomie aux vei-
« nes du pied. Celles-ci produisent un déplacement
« plus rapide; la face se décolore plus promptement
« et souvent la soustraction du sang par cette voie,
« produit des défaillances, des lipothymies et même
« la syncope, tous phénomènes occasionnés comme
« chacun sait, par la diminution de la masse du
« sang, qui parcourt l'encéphale. Mais ce déplace-
« ment plus rapide, ne tient-il pas en partie, à ce
« que le malade, au moment de la saignée, se
« trouve dans une position verticale? obtiendrait-on
« le même résultat si le malade était couché ? les sai-
« gnées des extrémités pelviennes ont-elles réelle-
« ment une influence toute particulière sur la circula-
« tion cérébrale? celles du bras faites, les malades
« étant assis ou debout, ne produisent-elles pas aussi
« et avec facilité des palpitations, des défaillances ? »

Il serait à désirer, Messieurs, qu'on apportât ici
peu de questions et beaucoup de solutions ; nous
remplirions mieux notre but, qui est de concourir

dans la mesure de nos forces, aux progrès de l'art ;
loin de moi la pensée de donner une leçon à notre
honorable et savant collègue ; qu'il exerce sa patience ingénieuse et sa sagacité , sur une seule des
questions qu'il pose et nos archives s'enrichiront à
coup-sûr d'un travail utile et précieux.

Le tétanos a résisté jusqu'à ce jour à nos efforts
et ce n'est pas en apparence le défaut de ressources
qu'il faut en accuser.— L'auteur en déroule l'ef-
frayante quantité et pourtant il a oublié de mention-
ner l'éther et le chloroforme , qui comptent déjà
quelques succès et sans doute aussi des insuccès ;
d'autres méthodes de traitement ont aussi parfois
vaincu l'ennemi, mais elles sont toutes dépourvues
d'un cachet de raison ou d'opportunité, capable
d'entraîner des imitateurs; et à chaque fait nouveau,
le praticien bouleversé, se frappe le front et la poitrine et en fait jaillir ce qu'il peut. Quel est celui
d'entre vous, par exemple, qui osera suivre l'exemple de l'illustre professeur Lisfranc.

Dans un cas de tétanos bien déclaré, suite de
mouvemens fréquens et prolongés pour tourner une
mécanique, il fit pratiquer en 19 jours, 19 saignées,
appliquer 772 sangsues sur le trajet de la colonne
vertébrale et présenta le vingtième jour, le malade
guéri, à l'Académie de Médecine.

Ainsi que je l'ai dit dans mon avertissement, j'ai
voulu simplement incorporer au rapport dont j'étais

chargé, quelques faits dont les indications thérapeutiques étaient des problèmes difficiles à résoudre et
dont la solution la plus souvent heureuse , pourra
encourager mes confrères, à éviter dans les plaies
ou les accidens les plus graves, les amputations
trop précipitées.— J'espère aussi, que ces faits s'a-
joutant à ceux déjà connus , contribueront à donner
un jour, la majorité des suffrages à la méthode des
amputations secondaires, dans un grand nombre de
cas, pour lesquels la chirurgie militaire avait posé
comme méthode préférable et unique, l'amputation
immédiate au commencement de notre siècle.— Mais
on subissait alors, l'influence des circonstances, c'est-
à-dire de l'état de guerre et Dieu merci, nous tra-
vaillons aujourd'hui dans des conditions meilleures.

Messieurs, j'arrive à la fin de ma tâche et c'est
pour moi le moment de féliciter l'auteur du Mémoire
sur l'étendue des connaissances théoriques et pratiques dont il a fait preuve, sur la clarté de son travail, la pureté et l'élégance de son style.

Mais en présence de l'article 3 de votre réglement,
je ne puis vous faire que les propositions suivantes :

Remercîments à l'auteur ;

Conservation du Mémoire dans les archives de
l'association.

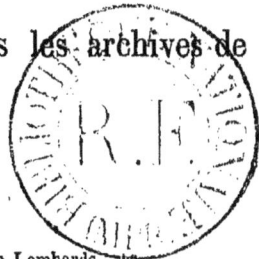

Compiègne. Louis Vol, Imprimeur, rue des Lombards, 10.

www.ingramcontent.com/pod-product-compliance
Lightning Source LLC
Chambersburg PA
CBHW070858210326
41521CB00010B/1982